AF585839

# NOTE

SUR

# UNE ÉPIDÉMIE DE VARIOLES

## QUI A RÉGNÉ A CLERMONT-FERRAND

**A la fin de 1868 et au commencement de 1869**

PAR

LES Drs NIVET & LEDRU

Professeurs à l'École de médecine et de pharmacie de Clermont.

CLERMONT-FERRAND

FERDINAND THIBAUD, IMPRIMEUR-LIBRAIRE

Rue Saint-Genès, 8-10.

1870.

# NOTE

SUR

# UNE ÉPIDÉMIE DE VARIOLES

## QUI A RÉGNÉ A CLERMONT-FERRAND

### A la fin de 1868 et au commencement de 1869.

### Epidémie de la caserne des Paulines.

La caserne des Paulines, qui est située à l'est et au pied du monticule sur lequel est bâtie la ville de Clermont, est abritée contre les vents d'ouest. Elle est placée à une petite distance des terrains humides qui entourent la gare du chemin de fer.

L'escadron des chasseurs qui a été le plus maltraité, habitait l'un des pavillons qui ont été construits en dernier lieu.

Le nombre des chasseurs logés dans cette caserne était, au mois de décembre, de 716; le nombre des fantassins qui occupaient l'un des bâtiments de la même caserne, était de 333.

L'épidémie a débuté le 2 septembre 1868.

Le nommé Fabre, cavalier au 3e régiment de chasseurs, est entré à l'Hôtel-Dieu le 31 août 1868, se croyant atteint d'une amygdalite; cette maladie n'était en réalité que le début d'une varioloïde qui a éclaté le 2 septembre et a déterminé une éruption pustuleuse générale; il est sorti en pleine convalescence le 16 du même mois. Une rechute l'a ramené à l'Hôtel-Dieu le 22 septembre; il est sorti définitivement guéri le 15 octobre.

Saintemarie, cavalier au même régiment, non vacciné, était en traitement dans le service de chirurgie qui est établi dans la salle des fiévreux, lorsqu'il fut atteint, le 24 septembre, d'une variole confluente mortelle.

Le 28, un soldat du centième régiment de ligne, présentait une varioloïde et un chasseur une variole, qui sont survenues pendant leur séjour à l'Hôtel-Dieu.

Ainsi, il est bien établi que c'est Fabre qui, venu du quartier, a porté à l'Hôtel-Dieu le premier germe de la maladie varioleuse.

Un dernier renseignement encore : A dater du 18 octobre, presque tous les malades (fantassins et cavaliers) sont venus directement de la caserne.

Indiquons les données fournies par la statistique :

**Tableau de l'épidémie depuis le 2 septembre 1868 jusqu'au 17 mars 1869.**

| | VARIOLES | | VARIOLOÏDES | | VARICELLES | |
|---|---|---|---|---|---|---|
| | 3me Chasseurs | 100me de ligne | 3me Chasseurs | 100me de ligne | 3me Chasseurs | 100me de ligne |
| 1868. 2 septembre | 1 | » | » | » | » | » |
| — Du 15 au 30 septembre | 3 | » | » | 1 | » | » |
| — Du 1er au 15 octobre | 4 | 2 | 1 | 1 | » | » |
| — Du 16 au 31 octobre | 5 | 1 | 1 | 1 | » | » |
| — Du 1er au 15 novembre | 4 | 3 | 2 | 7 | » | 1 |
| — Du 16 au 30 novembre | 7 | 10 | 12 | 8 | » | » |
| — Du 1er au 15 décembre | 3 | 2 | 4 | 1 | » | 2 |
| — Du 16 au 31 décembre | » | » | 1 | » | » | » |
| 1869. Du 1er au 15 janvier | 2 | » | » | 6 | » | 2 |
| — Du 16 au 31 janvier | 9 | 4 | » | 2 | » | 1 |
| — Du 1er au 15 février | 1 | » | » | » | » | » |
| — Du 16 au 28 février | » | » | » | » | 1 | » |
| — Du 1er au 17 mars | 1 | 1 | 1 | » | » | » |
| | 40 | 25 | 22 | 27 | 1 | 6 |

Il faut encore ajouter aux individus portés dans le tableau précédent : 1°. deux hommes du 50e de ligne, qui ont été affectés de varioloïde ; 2°. neuf militaires, sur lesquels il nous a été impossible d'obtenir des renseignements précis, ce qui porte à **130** le nombre des cavaliers et des fantassins affectés de variole, de varioloïde ou de varicelle.

On voit, d'après les renseignements qui précèdent, que l'épidémie varioleuse a débuté le 2 septembre, qu'elle a atteint un très-petit nombre de soldats du 22 au 30 septembre, qu'elle a augmenté pendant le mois d'octobre et la première quinzaine du mois suivant, qu'elle est arrivée à son apogée pendant la seconde partie de novembre, pour décroître rapidement dans le mois de décembre.

Après une légère recrudescence qui a coïncidé avec la seconde moitié de janvier, elle a diminué de nouveau et s'est terminée avant le 20 mars 1869.

La mortalité n'a pas été très-considérable ainsi que le démontre le tableau suivant, dans lequel nous n'avons porté que les hommes atteints de variole vraie, les varioloïdes et les varicelles n'ayant jamais été suivies de terminaison funeste :

| | VARIOLES | | | | TOTAUX | |
|---|---|---|---|---|---|---|
| | DÉCÈS | | GUÉRISONS | | DÉCÈS | GUÉRISONS |
| | 100me de ligne | 3me Chasseurs | 100me de ligne | 3me Chasseurs | Cavaliers et Fantassins | Cavaliers et Fantassins |
| 1868. Octobre....... | » | 2 | » | » | » | » |
| — Novembre........ | 2 | 2 | » | » | » | » |
| — Décembre........ | 3 | 3 | » | » | » | » |
| 1869. Janvier....... | » | » | » | » | » | » |
| — Février ........ | » | » | » | » | » | » |
| — Mars........... | » | » | » | » | » | » |
| | 5 | 7 | 23 | 40 | 12 | 63 |

Ce qui nous donne un mort sur cinq varioleux, et si l'on réunit les varioloïdes et les varicelles aux varioles, on a un nombre total de 130 soldats ; la mortalité se trouve alors réduite à un décès sur dix malades.

Les varioleux ont presque tous présenté des symptômes nerveux graves. Le délire a été très-fréquemment observé ; il augmentait pendant la nuit, et alors les malades perdaient complétement la conscience de leurs actes ; quelques-uns se levaient en chemise, et couraient dans la salle au risque d'aggraver leur maladie.

Le jour, le délire diminuait, et les malades répondaient exactement aux questions qu'on leur adressait après avoir fixé leur attention.

La mort est presque toujours survenue pendant la période de suppuration ; elle était précédée de l'affaissement et de la flétrissure brusque des boutons des membres ; un ou deux jours après, les malades succombaient. Chez deux malades, un frisson prononcé a précédé le phénomène que nous venons de signaler, ce qui vient à l'appui de cette opinion très-probable que la mort est la suite d'une résorption purulente.

Chez la moitié des malades qui sont morts, l'éruption variolique a été précédée de l'apparition de nombreuses pétéchies qui prédominaient sur les membres inférieurs. Deux ou trois jours après, l'éruption pustuleuse confluente se montrait. Cette complication a été très-souvent, mais non pas constamment mortelle. Ainsi, un malade a présenté successivement les symptômes de la scarlatine, du purpura et de la variole, et il a résisté à cette série d'accidents.

Chez l'un des soldats varioleux, un phlegmon diffus de la cuisse s'est montré pendant la dessication des pustules ; il a été mortel.

D'autres malades ont offert pendant la convalescence de petits abcès superficiels, quelquefois en très-grand nombre, qui ont été très-graves.

Avant l'arrivée des varioles et au début de l'épidémie, on a observé quelques individus atteints de scarlatine et de fièvre typhoïde.

Ainsi, on a signalé trois cas de cette maladie en juillet, trois en août, un en septembre et deux en octobre.

L'un de ces derniers malades, à peine convalescent, a été affecté de la variole, et il est sorti guéri.

Le traitement a consisté dans l'emploi des boissons délayantes. Lorsqu'il y avait délire, le musc et l'opium amélioraient presque toujours l'état des malades.

L'acétate d'ammoniaque a été prescrit lorsque l'éruption était lente à se faire ou tendait à disparaître.

### Des Vaccinations et des Revaccinations.

Parmi les varioleux qui ont succombé et qui sont au nombre de 12 :

5 n'avaient pas été vaccinés ;

4 avaient été vaccinés une fois ;

2 avaient été vaccinés deux fois.

Chez l'un des décédés, ce fait n'avait pas été constaté.

Parmi les autres soldats qui ont payé leur tribut à l'épidémie, et qui sont guéris, 38 ont été examinés. Voici le résultat de cet examen :

| | Revaccinés | Vaccinés | Non vaccinés | Totaux |
|---|---|---|---|---|
| Varioles confluentes............. | 3 | 7 | 1 | 11 |
| Varioles discrètes............. | » | 5 | 1 | 6 |
| Varioloïdes................. | 1 | 17 | » | 18 |
| Varicelles.................. | » | 2 | 1 | 3 |
| Totaux.......... | 4 | 31 | 3 | 38 |

Voici maintenant le résumé général de l'épidémie :

1°. Les 333 fantassins ont fourni 56 malades dont 5 morts.

2°. 717 cavaliers ont donné 63 malades parmi lesquels 7 ont succombé.

Les fantassins ont eu une proportion plus grande de malades et de morts que les cavaliers, mais somme toute, l'épidémie n'a pas été très-meurtrière.

**Renseignements sur la marche de l'épidémie dans la ville de Clermont.**

Clermont-Ferrand est bâti sur le sommet et sur les pentes d'un monticule de wakite ou tuff volcanique mêlé de calcaire, et dans la plaine humide qui entoure ce monticule.

L'Hôtel-Dieu occupe la partie sud-ouest qui est presque aussi élevée que le centre de la ville.

La caserne de cavalerie est, ainsi que nous l'avons déjà expliqué, placée à l'est, non loin des terrains humides de la gare.

L'épidémie a d'abord envahi la caserne de cavalerie et les avenues voisines. (Avenue des Paulines, Pont-de-Naud.)

L'Hôtel-Dieu est devenu à son tour un foyer de contagion; quelques malades, une infirmière, un interne en médecine, un employé, plusieurs domestiques, quelques personnes domiciliées dans le voisinage, ont été affectés.

Puis la maladie a gagné la ville, les parties hautes d'abord, les parties basses ensuite. Pendant les mois de mars et d'avril, elle a fait un certain nombre de victimes dans les parties basses du côté de l'ouest, du nord et de l'est. Elle n'avait pas cessé de régner dans les derniers jours d'avril.

Comme on a renoncé à tenir note à la mairie de la cause des décès, nous avons le regret de ne pouvoir indiquer des chiffres précis, au lieu des notions vagues que présente cette courte Notice.

A défaut des renseignements dont nous venons de parler, nous allons donner quelques indications sommaires sur les observations recueillies dans les salles de l'Hôtel-Dieu, destinées au traitement des malades civils.

C'est le 15 octobre que le premier cas de variole a été observé en dehors du service militaire dans la salle Ste-Marie ;

puis, d'autres personnes des deux sexes sont entrées successivement dans les salles Sainte-Marie et Saint-Jean, consacrées aux filles et aux femmes, et dans la salle Saint-Vincent, qui est destinée aux hommes (1).

La fille de service dont nous avons parlé, a succombé ; un employé du bureau et M. Imbert, élève interne en médecine, attachés au service militaire, ont été affectés de variole confluente et sont morts.

Pendant que de nombreux malades étaient traités dans les salles militaires et civiles, le pavillon des enfants qui est isolé au milieu des jardins, n'avait offert aucun varioleux ; mais, vers la fin de novembre, un petit malade apporté du dehors, y a introduit la maladie, trois garçons et quatre filles ont payé leur tribut à l'épidémie.

Le tableau suivant résume les faits observés.

**Tableau des maladies observées du 15 octobre au 31 décembre.**

| | NOMBRE DES MALADES | ADULTES | | ENFANTS | |
|---|---|---|---|---|---|
| | | hommes | Filles et Femmes | Garçons | Filles |
| Varioles confluentes guéries... | 8 | 1 | 4 | 1 | 2 |
| Varioles discrètes guéries.... | 1 | » | 1 | » | » |
| Varioloïdes guéries......... | 12 | 5 | 5 | 2 | » |
| Totaux......... | 21 | 6 | 10 | 3 | 2 |
| Varioles confluentes terminées par la mort............. | 5 | » | 2 | 1 | 2 |
| Total des maladies observées...... | 26 | 6 | 12 | 4 | 4 |

(1) Le service des salles des militaires était fait par le docteur Ledru, celui de la salle Saint-Jean par le docteur Nivet, celui de Sainte-Marie et de Saint-Vincent par M. Tixier-Courbayre.

Tous les malades atteints de varioloïde, avaient été vaccinés. L'existence d'une vaccination antérieure n'a pas toujours été notée chez les varioleux. Nous comptons cependant deux malades affectés de variole confluente qui n'avaient pas été vaccinés et deux qui l'avaient été.

Le traitement n'a offert rien de particulier. Nous avons dû employer le musc uni à l'opium chez une personne affectée de variole confluente compliquée de délire et d'agitation. Cette malade a guéri.

CLERMONT, TYP. FERD. THIBAUD.

www.ingramcontent.com/pod-product-compliance
Lightning Source LLC
LaVergne TN
LVHW012024170826
845678LV00004BA/1638